DES

ATROPHIES CONSÉCUTIVES

A QUELQUES

AFFECTIONS ARTICULAIRES

PAR

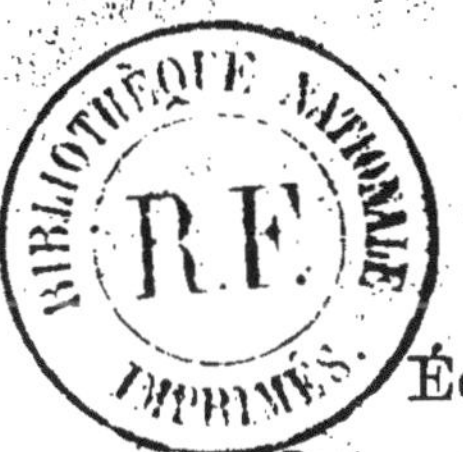

Édouard DARDE,

Docteur en médecine de la Faculté de Paris,
Aide-major stagiaire au Val-de-Grâce.

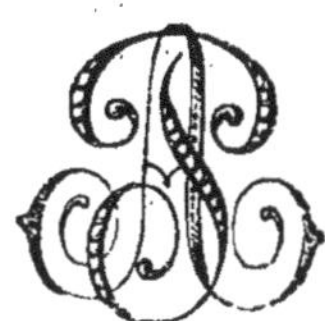

PARIS

A. PARENT, IMPRIMEUR DE LA FACULTÉ DE MÉDECINE

RUE MONSIEUR-LE-PRINCE 29-31

—

1877

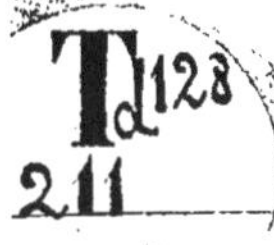

DES

ATROPHIES CONSÉCUTIVES

A QUELQUES

AFFECTIONS ARTICULAIRES.

DES
ATROPHIES CONSÉCUTIVES

A QUELQUES

AFFECTIONS ARTICULAIRÉS

PAR

Édouard DARDE,

Docteur en médecine de la Faculté de Paris,
Aide-major stagiaire au Val-de-Grâce.

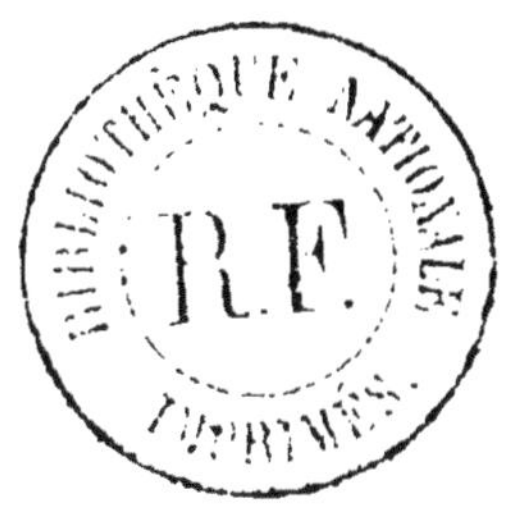 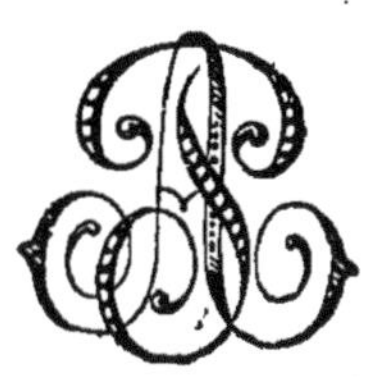 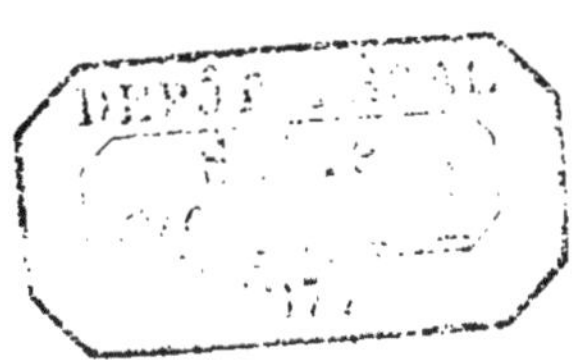

PARIS

A. PARENT, IMPRIMEUR DE LA FACULTÉ DE MÉDECINE

RUE MONSIEUR-LE-PRINCE 29-31

—

1877

DES

ATROPHIES CONSÉCUTIVES

A QUELQUES

AFFECTIONS ARTICULAIRES

———

INTRODUCTION.

Il n'y a pas bien longtemps encore, on pensait que les articulations étaient presque dépourvues de nerfs, et, dans le Traité d'anatomie descriptive de Cruveilhier, paru en 1862, il n'est pas question des nerfs des fibro-cartilages; les ligaments recevraient seulement quelques filaments nerveux. Aujourd'hui, des études plus attentives ont fait changer les opinions des anatomistes à ce sujet. Ainsi M. Sappey a démontré que les fibro-cartilages possédaient des nerfs en grande abondance : « Sur quelques points, dit-il, leur volume égale et même surpasse celui des vaisseaux; ils sont remarquables surtout par les divisions multipliées qu'ils échangent. De leurs anastomoses presque continuelles résultent des plexus à mailles fort inégales et souvent très-étroites qui peuvent être facilement observées sur une coupe transversale des fibro-cartilages du genou, et mieux encore sur une tranche mince quelconque des bourrelets périarticulaires. »

M. Sappey n'est pas moins affirmatif à propos des nerfs des ligaments qu'on avait admis, ce semble, plus par besoin que par l'étude qu'on en avait faite : « Si j'avançais qu'ils sont aussi riches en nerfs que l'enveloppe cntanée, je me verrais sans aucun doute accusé d'exagération, et cependant je resterais au-dessous de la vérité. La plupart des ligaments, en effet, sont plus riches en nerfs que la peau du tronc et des membres, mais ils en possèdent moins que la peau des doigts et des orteils. Ces nerfs, dans leur trajet se divisent dichotomiquement sur certains points, ils émettent sur d'autres de simples branches, rameaux ou ramuscules, et échangent entre eux de continuelles divisions par lesquelles ils s'anastomosent. »

Etant admise cette richesse des articulations en fibres nerveuses, il semble naturel de penser que dans certaines affections articulaires il y aura un retentissement sur le système nerveux capable d'amener des troubles plus ou moins considérables dans le membre, dont une articulation aura été atteinte. Le plus important de ces troubles consiste dans l'atrophie du membre, mais il est accompagné de certains phénomènes qui nous semblent prouver qu'il ne s'agit pas là d'atrophies survenant à la suite du repos prolongé des membres, et nous rapportons des observations dans lesquelles l'atrophie doit être mise sur le compte d'une altération, ou au moins d'une influence nerveuse. (1)

(1) Au moment où nous faisions signer notre thèse par M. le professeur Le Fort, nous avons appris que M. Valtat, un de ses élèves, venait de faire une thèse sur le même sujet. Dans son travail très-intéressant, écrit sous l'inspiration de M. Le Fort, M. Valtat traite des atrophies qu'on rencontre communément à la suite des diverses affections articulaires, et il

Les observations d'atrophie qu'on trouvera plus loin sont consécutives à des entorses ; un seul cas a été observé par nous à la suite d'une tumeur blanche ; nous ne nous occuperons donc que des atrophies que l'on peut obserserver à la suite de ces deux affections. Ce n'est pas que d'autres maladies articulaires ne puissent amener les mêmes complications ; nous pensons même qu'on pourra établir une analogie très-grande entre ces atrophies et les atrophies et contractures qui s'observent dans le rhumatisme chronique, et peut-être aussi les atrophies qu'on observe à la suite des hydarthroses, mais nous avions peur d'être entraîné trop loin par cette étude, et de nouvelles recherches sont nécessaires.

On sera peut-être étonné de ne pas voir un chapitre spécial consacré à l'historique de la question ; c'est que nous n'avons trouvé, dans nos recherches, que deux observations dues à M. Le Fort, dans un travail lu à la Société de chirurgie en 1872, et dans lequel ce professeur donne les résultats d'un traitement qu'il a imaginé, l'électrisation par les courants continus de faible intensité et permanents. Nous n'avons pas trouvé ailleurs de cas se rapportant à ces formes d'atrophie, et nous avons été forcé de faire cette étude avec un nombre très-restreint d'observations ; son imperfection engagera peut-être de plus autorisés à entreprendre de nouvelles recherches sur ce sujet, et l'histoire de ces atrophies pourra alors être mieux établie avec des matériaux plus complets.

nous confirme dans la supposition que nous avions émise plus bas, à savoir l'analogie des atrophies très-compliquées que nous rapportons et de celles beaucoup plus fréquentes qui s'observent à la suite des arthrites, des hydarthroses, etc., et qui semblent tellement simples qu'on les rattachait à l'inertie fonctionnelle des membres, tandis qu'on doit toutes les considérer comme des phénomènes d'ordre nerveux.

Observation I (personnelle). — Hôpital du Val-de-Grâce. Service de clinique chirurgicale. M. Gaujot, professeur.

Atrophie de la jambe gauche avec altération de la sensibilité, consécutive à une entorse tibio-tarsienne.

H..., 22 ans, entre le 29 novembre 1876 au Val-de-Grâce, salle 28, n° 34.

Antécédents. — Cet homme fit, le 7 avril 1876, une chute dont la conséquence fut une entorse tibio-tarsienne gauche avec contusion de la jambe du même côté, à la partie antéro-externe. Il entra immédiatement à l'hôpital de Givet, où on le traita par des applications d'eau blanche et la compression. Ce traitement ne fit pas diminuer les douleurs qui existaient depuis l'accident ; le malade prétend, au contraire, que quatre ou cinq jours après elles devinrent beaucoup plus vives dans toute la jambe, mais surtout à la partie postérieure où il ressentait une espèce de tiraillement. Mais il ne peut dire si à ce moment les muscles antérieurs de la jambe étaient paralysés.

Trois semaines après, les douleurs avaient à peu près disparu, et le malade commença à se lever ; il s'aperçut alors qu'il ne pouvait plus appuyer le talon sur le sol et qu'il lui fallait marcher sur le bout du pied. Mais il n'appela pas l'attention du médecin sur ce point, et ce n'est que deux mois après, s'apercevant que sa jambe devenait plus faible et diminuait de volume, qu'il avertit le médecin. Dès ce moment, il assure qu'on lui électrisa la partie antérieure de la jambe. Ces applications de courants induits, faites tous les jours pendant cinq à dix minutes, n'amenèrent aucun résultat au bout de trois mois, et le malane fut évacué au Val-de-Grâce.

Etat actuel. — 1er décembre. On constate une atrophie du pied et de la jambe gauches. La jambe, mesurée à la saillie du mollet, a 2 centimètres de moins que du côté opposé; mollet droit, 32 centim.; —mollet gauche, 30 c. La plante du pied est excavée ; la peau présente de nombreuses rides suivant l'axe du pied, et touche presque les os, par suite de la disparition des muscles et du tissu graisseux.

Les orteils ont une forme particulière, en marteau : ils sont fortement fléchis et appuient sur le sol par la partie antérieure de leur extrémité ; les ongles sont formés de lamelles qui se dissocient par l'usure. Les orteils se laissent facilement relever, mais ils retombent comme par l'action de la pesanteur.

L'articulation tibio-tarsienne n'est pas malade, mais elle est un peu raide, ce qui est dû à la rétraction du triceps sural, car on ne peut fléchir le pied sur la jambe au-delà de l'angle droit, et on sent que le tendon d'Achille est fortement tendu dans ce mouvement.

Du côté des muscles de la jambe, voici ce qu'on observe : les muscles antérieurs ont une grande dureté, on dirait qu'ils ont subi la dégénérescence fibreuse, aussi, on ne constate que quelques petits mouvements produits par ces muscles, sous l'influence de la volonté ; ils ne répondent pas du tout aux courants faradiques les plus intenses. Les muscles péroniens et postérieurs de la jambe se contractent à peu près normalement. — Cependant l'absence de mouvements de flexion du côté des orteils que l'on peut expliquer en partie par l'atrophie, et même, on peut dire, par la disparition des muscles plantaires, fait penser que le long fléchisseur des orteils et le fléchisseur propre du gros orteil sont en grande partie

Darde.   2 paralysés, puisqu'ils concourent pour une grande part à la flexion de ces orteils.

De tout cela il résulte que, dans la marche, le malade s'appuie sur le talon antérieur du pied, et ne peut appuyer son talon postérieur sur le sol dans la station ver-verticale. Notons cependant que le malade est debout presque toute la journée et qu'il peut marcher assez longtemps sans trop de fatigue.

Du côté de la sensibilité, on observe des troubles assez notables dans le pied et la jambe. Toute la moitié antérieure du pied est complètement insensible : le malade ne sent absolument rien quand on le touche, quand on le pique ou qu'on approche un corps très-chaud. Dans la partie postérieure du pied, la sensibilité est seulement diminuée. Elle est aussi diminuée à la partie antéro-externe de la jambe, mais très-peu à la partie postérieure. La partie interne est tout à fait normale.

Sur le pied et la partie antérieure de la jambe gauche, la peau est sèche, légèrement squameuse, et comme tirée sur les parties sous-jacentes.

Quelques jours après son arrivée, le malade est soumis aux courants interrompus, appliqués à la partie antérieure de la jambe et au pied. Le membre malade reçoit en outre des douches deux fois par semaine, et est soumis, chaque jour, à des exercices d'assouplissement. Ce traitement, continué pendant trois mois, n'a donné aucun résultat ; au contraire, le membre a continué à s'atrophier. Les mensurations faites, le 1er avril, donnent : mollet droit : 32 centim.; mollet gauche : 28 centim.; au niveau des malléoles, à droite, 23 centim.; à gauche, 22 centim.; à la cuisse, 2 centim. au-dessus du bord de la rotule, à droite, 32,5 ; à gauche, 31,5.

Longueur des deux membres, depuis l'épine iliaque
antéro-supérieure au talon, à droite, 91,5 ; à gauche,
91 centimètres.

A partir du 1ᵉʳ avril, l'électricité faradique est rempla-
cée par l'électricité à courants continus, qu'on applique
tous les jours du matin au soir. Ces courants sont
produits par une pile d'une faible intensité, formée de
trois éléments seulement, au moyen d'un petit appareil
portatif que M. le professeur Gaujot emploie depuis plusieurs années. On ne tarde pas à en constater les heureux
résultats. Quinze jours après, on constate que les muscles
du pied sont en partie revenus, et égalent presque ceux
du côté opposé. A l'inertie des orteils a succédé une sorte
de rétraction due à ce que les muscles antérieurs de la
jambe n'ont pas recouvré leur contractilité d'une façon
correspondante. Pourtant, eux aussi, ils ont été avantageusement modifiés par les courants continus. En effet,
s'ils ont encore conservé une dureté anormale, ils se contractent presque dans toutes leur masse, et non plus par
petits faisceaux isolés, quand le malade veut relever le
bout du pied ; maintenant ils répondent très-bien aux
courants interrompus.

Outre la réapparition si rapide des muscles plantaires,
on peut encore constater une augmentation de volume du
membre ; au niveau du mollet, la mensuration donne
29 centimètres au lieu de 28.

Un des résultats avantageux du traitement a été de re-
dresser la pointe du pied. Aussi maintenant le malade
appuie parfaitement son talon sur le sol, mais quand il
se tient très-droit, le talon se trouve à environ 1 centim.
du sol, et il faut que l'autre jambe soit un peu pliée pour

que le talon touche par terre. Il y a donc vraiment une diminution de longueur du membre, que nous avions déjà trouvée en mesurant les membres au lit.

La sensibilité est revenue à la plante du pied, et il y a même un peu d'hyperesthésie, tandis qu'à la partie supérieure et à la partie antéro-externe de la jambe, elle est restée à peu près dans le même état qu'avant.

Le retour de la contractilité électrique fait supposer que la guérison pourra être complète. Aussi, le 25 avril, M. Gaujot remplace les courants continus par les courants d'induction.

Le 10 mai, on peut s'apercevoir que les courants faradiques n'ont pas amené d'amélioration sensible ; la mensuration donne les mêmes résultats que le 15 avril, et le malade ne se sent pas plus de force dans sa jambe. Il part aux eaux de Bourbon-l'Archambaut, au moment où on se proposait de réappliquer les courants continus, aidés d'une courte séance de faradisation chaque matin.

L'observation suivante que nous reproduisons, tout incomplète qu'elle est, nous semble devoir être rapprochée de la précédente, parce que, dans cette observation, il s'est développé, à la suite d'une tumeur blanche, de la contracture et de l'atrophie, phénomènes que l'on ne peut rattacher qu'à l'influence nerveuse. Du reste, c'était l'opinion de M. Broca, qui les appelait troubles trophiques.

Obs. II (recueillie quelques jours avant la sortie du malade de l'hôpital et complétée par quelques notes dues à l'obligeance de M. Pozzi).

Atrophie de la jambe droite consécutive à une entorse tibio-tarsienne, suivie de tumeur blanche.

Le nommé J..., âgé de 30 ans, garçon de restaurant,

est entré depuis un mois dans le service de M. Broca, à l'hôpital des Cliniques, salle des hommes, n° 16.

Il s'est, pour la première fois, en 1869, donné une entorse de l'articulation tibio-tarsienne droite, en descendant un escalier. Après avoir continué son travail, pendant quinze jours, sans prendre aucun soin de sa jambe, il voit enfler son pied d'une manière considérable ; un médecin qu'il fait appeler lui fait de la compression sur le pied avec des applications d'eau blanche. Le malade reste trois mois sans pouvoir reprendre son travail ; il conserve une faiblesse dans le pied et une douleur dans le talon qui ont persisté depuis lors.

Dans l'été de 1874, J... se tord le même pied en descendant d'omnibus ; après deux jours de repos, il ressentit des douleurs très-vives dans le genou. Sa cheville enfle ; plusieurs abcès se forment autour de l'articulation ; enfin il a tous les symptômes d'une arthrite fongueuse, que l'on traite par le fer rouge et la compression dans la ouate. Le malade guérit d'une manière incomplète ; il boîte en marchant, mais il ne sait si à cette époque il avait de l'atrophie de la jambe. On le place alors dans un appareil silicaté qui l'immobilise incomplètement. Lorsqu'on lui enlève son appareil silicaté, on voit un tendon d'Achille fortement rétracté, et une atrophie notable de la jambe.

Vers le mois de janvier 1875, J... entre à la Pitié, où il est traité pour un pied bot équin acquis par la flexion permanente. Son pied bot est à peu près guéri, mais à cette époque le malade ressentait une telle douleur dans le pied, qu'on ne pouvait le toucher ; en même temps il avait, dit-il, une si grande faiblesse dans la jambe qu'il lui était impossible de faire aucun mouvement.

On l'envoie à Vincennes pendant deux mois et demi; mais il revient à peu près dans le même état que lorsqu'il était parti, et il entre une première fois à l'hôpital des Cliniques, au mois d'octobre 1875. Pendant tout son séjour, on le traite par les courants interrompus et l'immobilisation du membre dans une gouttière.

Il part pour la maison de convalescence et revient le 19 août 1875 aux Cliniques. Voici la différence que constate M. Pozzi entre la jambe saine, côté gauche, et la jambe malade, côté droit.

Au niveau de l'articulation tibio-tarsienne, jambe gauche, 21,2; jambe droite, 19,2.

Au niveau du mollet : jambe gauche, 34; jambe droite, 26.

On le traite encore par les courants interrompus, et quelque temps après, on l'envoie, pour la troisième fois, à Vincennes. Il sent que sa jambe a pris beaucoup de force, mais il revient encore une fois aux Cliniques, à la fin de 1876, parce que sa jambe se fatigue très-vite, et qu'il a une grande gêne pour descendre les escaliers. De nouveau, on le traite par les courants interrompus, et quand nous le voyons au mois de mars 1877, nous trouvons les mouvements du pied assez faciles, les masses musculaires du mollet ont repris à peu près leur volume, et c'est à peine si la jambe malade a 1 centimètre de moins que l'autre. Il reste seulement un peu de rétraction du tendon d'Achille.

Dans un travail lu à la société de chirurgie, en 1872. M. Le Fort rapporte deux observations que nous avons un peu résumées

Obs. III.

Entorse du poignet et des articulations carpo-méta-carpiennes du côte droit. Paralysie avec atrophie des muscles du bras et de l'avant-bras.

Gustave G..., 18 ans, voulant soulever un meuble un peu lourd, sentit un craquement dans le poignet, accompagné d'une vive douleur, et il lui fut dès lors impossible de travailler. Applications d'eau blanche et d'eau de vie camphrée. 15 jours après, il entre à l'hôpital de Lariboisière, le 8 janvier 1872, et on constate un œdème général de la main et un empâtement considérable ayant son centre un niveau de l'articulation du 2e métacarpien avec le carpe ; de plus il y a une vive douleur à ce niveau. Bandage compressif et badigeonnage iodé, qui amènent une grande amélioration, et auxquels on ajoute le massage.

Le 20 janvier, la douleur a cessé, mais le malade ne peut relever les doigts, et l'avant-bras présente des signes d'amaigrissement et peut-être même d'atrophie musculaire.

Les courants d'induction font à peine contracter les muscles, et malgré une séance de faradisation tous les matins, pendant plus de 15 jours, il n'y a pas d'amélioration ; au contraire, l'avant-bras continue à s'atrophier.

Alors, le 12 février, M. Le Fort applique un courant descendant produit par deux couples de la pile Callot-Trouvé, et dès le 2e jour, l'empâtement a disparu au poignet, la raideur articulaire a diminué ; le malade ferme les doigts et relève la main.

Jusqu'au 1er mars, deux éléments ont été constamment appliqués, et le 6, le malade se jugeant guéri, demande à sortir.

S'il est vrai que les mouvements sont complètement revenus, il reste encore de l'atrophie du bras qu'une application plus longue des courants continus eût fait disparaître. Tout le membre supérieur droit est plus maigre, plus flasque que le gauche, et la différence se remarque également pour les muscles des éminences thénar et hypothénar.

La seconde observation qu'a rapportée M. Le Fort, dans sa communication, présente beaucoup d'analogie avec la précédente. Elle en diffère par la contracture qui dans ce cas remplacerait la paralysie.

Obs. IV.

Contracture avec atrophie des muscles du mollet et de la plante du pied; guérison par les courants continus permanents.

D..., Emile, 18 ans, entre à Lariboisière le 12 janvier 1872. Il y a 8 mois environ, il se fit une légère entorse tibio-tarsienne gauche en descendant de voiture. Douleurs en arrière et au-dessus du talon, rien sur les côtés de l'articulation tibio-tarsienne, ni aux faces dorsale ou plantaire du pied. Bientôt, le malade s'aperçut qu'il marchait seulement sur la pointe du pied et que son talon ne touchait pas le sol. Pendant 8 mois, on lui fit des frictions sur le mollet sans aucun résultat.

A son entrée à l'hôpital, on remarque une notable claudication, le pied ne peut être ramené à angle droit de la jambe ; ces tentatives s'accompagnent d'une vive douleur au talon et dans le mollet, et les muscles du mollet sont fortement tendus. L'aponévrose plantaire est aussi fortement tendue, formant comme une corde saillante, ce que l'on ne retrouve pas de l'autre côté. La pression sur le mollet est douloureuse ; tout le membre inférieur gauche est amaigri : la différence entre les deux côtés est de deux centimètres pour la cuisse, et de trois centimètres pour la jambe, au niveau du mollet.

Ce malade monte facilement les escaliers, mais il les descend avec peine.

Le 30 janvier.Application, de la cuisse au dos du pied, d'un courant de deux éléments Callot-Trouvé. Dès le lendemain, le mollet est moins raide, et en effet il paraît y avoir moins de tension du tendon d'Achille et plus de facilité dans le mouvement du pied. On ajoute un élément.

Le 8 février. Le malade se sent amélioré, la roideur a diminué sensiblement. On ajoute un 4ᵉ élément. Il les conserve continuellement jusqu'au 28 février.

Le 1ᵉʳ mars, il se juge guéri, et, comme son camarade, veut retourner dans sa famille. En effet, la marche est redevenue normale, mais le malade sent un peu de traction sur le talon quand il veut courir. La flexion est un peu plus limitée que du côté sain. Les muscles sont plus flasques à gauche qu'à droite, mais se contractent sous l'influence de la volonté. Le talon appuie sur le sol. Il n'y a plus qu'un demi-centimètre de différence entre les deux membres, à la jambe et à la cuisse.

SYMPTOMATOLOGIE.

Dans ce chapitre, nous avons l'intention d'étudier non-seulement les caractères de l'atrophie consécutive aux affections articulaires, mais encore les phénomènes qui l'accompagnent et qui nous semblent démontrer qu'elle est d'une nature particulière.

Tout d'abord, notons que l'affection articulaire dont l'atrophie a été la conséquence n'est pas toujours identique. Dans trois de ces observations, c'est une entorse qui en a été la cause ; dans la 4ᵉ, il y a bien eu entorse au début, mais elle a été suivie de tumeur blanche, et l'on peut, avec raison, mettre sur le compte de cette dernière affection les complications qu'on a observées consécutivement. Néanmoins, nous ferons remarquer la bénignité des affections articulaires pouvant entraîner à leur suite des désordres aussi considérables. Dans les observations I et IV les complications ont une gravité que ne pouvait pas faire prévoir la légèreté de l'affection articulaire, car dans ces cas les entorses n'ont rien présenté de particulier. M. Gaujot nous a même dit avoir observé ces atrophies chez les militaires, un assez grand nombre de fois, et il avait remarqué qu'elles survenaient souvent à la suite d'entorses légères. Un des exemples les plus frappants qu'il ait observé était celui d'un soldat qui, à la suite d'une entorse légère du gros orteil, avait eu une atrophie très-considérable du pied et de la jambe avec rétraction de l'aponévrose plantaire. Par conséquent, ces atrophies ne demandent pas, pour se produire, des désordres graves du côté des articulations.

On remarquera en outre que ce sont les articulations des extrémités des membres qui ont donné lieu à ces atrophies. Cela indique déjà toute la différence qu'il y a entre elles et les atrophies musculaires, décrites par Duchenne, observées à la suite de luxations de l'épaule. Dans ce cas, un ou plusieurs troncs nerveux, toujours faciles à désigner d'après les muscles atrophiés, ont été contusionnés ou au moins comprimés par la tête de l'humérus. Au contraire, on ne peut dire que dans les faits énoncés plus haut il y ait des branches nerveuses atteintes au niveau de l'articulation ; cela est possible, mais dans tous les cas, les troubles qui pourraient survenir au-dessous de la lésion n'ont aucune importance.

En effet, et c'est un des caractères principaux des atrophies dont nous parlons, c'est au-dessus de l'articulation malade que s'observe la diminution de volume du membre. Il est vrai que l'atrophie existera aussi au-dessous, mais, ce qui suffirait à les différencier des atrophies décrites par Duchenne, c'est leur marche ascendante. A la suite d'une entorse tibio-tarsienne, comme dans l'observation I, on voit survenir à peu près en même temps une atrophie du pied et de la jambe, qui gagnera la cuisse si on laisse marcher l'affection. C'est ce qu'on constate de la façon la plus évidente pour les observations I, III, et IV.

De plus, tandis que les atrophies et paralysies consécutives aux luxations de l'épaule portent à peu près exclusivement sur les muscles, ces atrophies atteignent probablement, ce nous semble, les parties molles et les os. Les deux premières observations donnent des mensurations au niveau de l'articulation tibio-tarsienne qui accusent une diminution de volume du côté malade, de 1 à 2 centimètres ; or les os occupent un tel volume dans cette région, par rapport aux parties molles, que l'on doit admettre une atrophie portant sur le squelette. Et même nous pensons qu'il y a assez souvent une diminution dans la longueur du membre, que nous avons soigneusement notée dans l'observation I. Ainsi, outre la diminution de 1 centimètre et demi que nous avons constatée dans la longueur du membre malade, on voit que lorsque le malade a pu poser librement son pied par terre, de façon que les talons antérieur et postérieur touchent le sol, il a été obligé de plier légèrement la jambe droite, qui se trouvait trop longue, pour se tenir dans une position verticale. La diminution de volume du membre dans tous ses diamètres serait donc un des principaux caractères de cette atrophie. L'atrophie des parties molles est tellement évidente dans tous les cas, que nous n'y insisterons pas. Cependant nous devons dire que la peau et le tissu cellulo-adipeux ont parfois leur part dans l'atrophie générale. Cela nous paraît bien manifeste dans l'observation I, où l'on peut voir une sécheresse particulière de la peau qui est un peu squameuse et comme tirée sur les parties sous-adjacentes, Il semblerait qu'il y a sclérose de la peau.

Quant à la nature de l'atrophie, elle ne nous a pas paru toujours identique. Dans l'observation I, les muscles antérieurs de la jambe gauche présentent une dureté telle qu'on est bien forcé d'admettre ce que l'on a quelquefois improprement appelé la dégénérescence fibreuse, car il s'agit là d'une hyperplasie du tissu conjonctif intra musculaire, d'une véritable cirrhose. D'autrefois la flaccidité des parties molles est telle que la dégénérescence graisseuse est évidente. Enfin, dans d'autres cas, il est possible qu'il y ait atrophie simple de toutes les parties du membre. C'est très-probablement ce qui existe, dans cette observation, pour les muscles externes et postérieurs de la jambe, pour les muscles de la partie inférieure de la cuisse, et aussi pour le squelette de ce membre.

Nous devons maintenant insister sur les troubles nerveux que nous voyons dans certains cas accompagner ces atrophies. Ils sont de plusieurs ordres : tantôt ce sont des contractures, tantôt de la paralysie ou un état semi-paralytique ; et on peut en outre constater des altérations plus ou moins profondes de la sensibilité. Ces divers accidents peuvent coexister, ainsi qu'on le voit dans l'observation I, pour laquelle cependant nous croyons utile de faire des réserves ; d'autres fois, ils sont isolés.

Dans notre première observation, à l'époque où nous avons vu le malade, nous n'avons trouvé que de la rétraction du tendon d'Achille sans contracture du muscle ;

mais il est certain que quelques jours après s'être donné
son entorse, il a ressenti une sorte de tiraillement, accompagné de douleur à la partie postérieure de la jambe,
qui nous paraît attester la contracture du triceps sural,
dont la conséquence fut un pied bot équin, à moins que
les muscles antérieurs de la jambe n'aient perdu rapidement leur contractilité, ce qui aurait amené le même
résultat, par une rétraction correspondante des muscles
postérieurs. S'il y a des doutes pour cette observation, il
n'en est pas de même pour les observations II et IV, et
dans tous les cas, on voit la contracture suivre de près
l'affection articulaire.

Outre la contracture, nous devons signaler la rétraction tendineuse qui, dans certains cas, paraît bien indé-
pendante de la contracture musculaire. Dans une observation de M. Le Fort, on voit une rétraction de
l'aponévrose plantaire, laquelle doit être considérée,
d'après beaucoup d'auteurs, comme un véritable tendon.
M. Gaujot nous a dit avoir observé aussi cette rétraction
de l'aponévrose plantaire dans le cas dont nous avons
déjà parlé. Les rétractions tendineuses qu'on observe à
la suite des entorses doivent avoir la plus grande analogie, au point de vue anatomo-pathologique, avec les
rétractions que M. Richer décrivait dernièrement à la
Société anatomique, qui ont été déjà notées plusieurs
fois, principalement dans leurs rapports avec le rhumatisme articulaire. Il y aurait épaississement général du
tendon, mais les faisceaux tendineux conserveraient
leur structure, tout en étant plus serrés et plus nom-
breux. Ces rétractions, qui dans certains cas remplacent
les contractures, nous semblent avoir toujours de la
tendance à augmenter, et on comprend qu'elles puissent

amener dans la suite des déformations durables ou du moins très-rebelles.

Un accident qui peut accompagner les atrophies dont nous nous occupons, et qui est le contraire de la contracture, c'est la paralysie ; elle est notée dans une des observations de M. Le Fort. Quoique nous n'en donnions qu'un exemple, nous pensons qu'elle existe assez souvent, ou du moins qu'il y a une grande diminution de la contractilité volontaire ; et ainsi se produiront plus facilement ces contractures secondaires qui auront pour résultat soit un pied bot équin, soit une main en griffe. Cette diminution de la contractilité, dans certains cas, dépendra d'une atrophie rapide avec dégénérescence graisseuse, ou bien d'une cirrhose musculaire, ainsi qu'on le voit dans notre première observation.

Mais ce qui nous semble avoir une importance bien plus grande, à cause de sa fréquence, à cause du pronostic, et aussi à cause du traitement, c'est ce que l'on pourrait appeler la paralysie électrique, c'est la perte de contractilité électrique de certains muscles. Ici encore nous avons à faire une restriction, nous ne voulons parler que de la résistance qu'offre le muscle à se contracter sous l'influence des courants induits. En effet, des recherches nombreuses, dues surtout à Baierlacher, MM. Onimus et Legros, ont montré qu'à mesure que les muscles perdraient leur contractilité électrique par les courants induits, ils devenaient au contraire plus excitables par les courants galvaniques. Nous admettons ce fait sans l'avoir vérifié, mais nous pensons avec M. Vulpian qui l'a contrôlé qu'il a moins de valeur que la perte de la contractilité faradique, signe beaucoup plus utile en clinique, à cause de la facilité avec laquelle il peut être constaté.

Cette perte de la contractilité faradique, qu'on a observée
si souvent dans des paralysies liées à des sections ou à
des traumatismes des nerfs, se rencontre aussi et est bien
notée dans la première de nos observations, ainsi que
dans l'observation III. La longue durée du traitement
dans l'observation II fait aussi penser qu'au début il y
avait perte de la contractilité électrique. Si nous y insis-
tons, c'est qu'elle a, suivant nous, une grande importance pour l'étude de la pathogénie de ces atrophies.
Dans tous les cas, elle indique une profonde altération
des fibres musculaires.

Nous allons parler maintenant de troubles nerveux
qui occupent l'enveloppe cutanée du membre atrophié,
et qui sont très-marqués dans l'observation I; ils consis-
tent en une perte ou une diminution de la sensibilité.
Nous ne l'avons observée qu'une fois, et cependant nous
aurions de la tendance à croire qu'elle existe plus fré-
quemment. Il faut en effet que le médecin songe à la
rechercher; bien souvent, alors même que la sensibilité
est abolie, et surtout quand elle est diminuée, le malade
ne s'en aperçoit point, et c'est à peine si dans quelques
cas rares le malade découvre qu'il ne sent plus. Quoi qu'il
en soit, nous n'avons pu savoir si le malade de l'observation II avait eu des troubles de la sensibilité, puisque
nous l'avons observé alors qu'il était guéri, et dans les
deux observations de M. Le Fort, il n'y avait point d'altération de la sensibilité, car nous ne pensons pas qu'elle
ait échappé à un observateur aussi distingué. Tout en
faisant remarquer son existence dans certains cas, nous
admettrons donc qu'elle ne se rencontre pas toujours,
mais nous pensons qu'il serait intéressant de la rechercher désormais.

DÉBUT, MARCHE, PRONOSTIC.

Il nous reste à examiner, d'une façon générale, à quelle époque à partir du début de l'affection articulaire, apparaissent l'atrophie et les phénomènes concomitants que nous avons signalés; nous verrons ensuite quelle est leur marche, quel est leur pronostic. Ces divers points se relient tellement les uns aux autres que nous n'en ferons qu'un chapitre.

Le premier des phénomènes que le malade observe est toujours ou la contracture ou la paralysie. Qu'on se reporte à nos observations : trois fois les malades se sont tout d'abord aperçus que la pointe de leur pied se portait en bas, qu'ils ne pouvaient plus la relever, et en même temps ils éprouvaient une douleur véritable surtout à la partie postérieure de la jambe, ou simplement une sensation de tiraillement pénible, sans douleur bien accusée. Dans l'observation III, c'est de même lorsque la douleur et la tuméfaction ont disparu au niveau de l'articulation que le malade ne peut plus relever les doigts, il y a paralysie des muscles postérieurs de l'avant-bras, et si on ne s'occupe que des complications trophiques de son entorse, pour le malade comme pour le médecin la paralysie est le premier phénomène.

Ces contractures, cette paralysie se développent à une époque assez variable du début de l'affection articulaire dans deux cas, c'est quelques jours après l'entorse; dans l'observation III, c'est environ quinze jours après qu'on s'en aperçoit. Au contraire, dans l'observation II, l'ar-

thrite est à peu près guérie quand la contracture survient,
si les renseignements du malade sont exacts.

En même temps que la contracture ou la paralysie, on
peut voir apparaître l'atrophie, et pour nous ces deux
phénomènes précéderaient son début ; aussi quand la
contracture survient, il y a si peu de temps que l'articulation est malade qu'il doit être impossible de constater
l'atrophie. Mais si l'on porte son attention de ce côté, on
pourra constater son développement progressif, plus ou
moins rapide, suivant les cas, sans que nous puissions
en donner une raison plausible. Ainsi dans l'observation I, par exemple, la marche est très-lente ; l'atrophie
de la jambe augmente 7, 8 et 10 mois après l'entorse.
Dans d'autres cas, l'atrophie est très-rapide, comme
dans l'observation III, où nous ferons remarquer qu'il y
a eu paralysie, tandis que dans les autres observations,
où la marche est plus lente, l'atrophie a été précédée de
contracture. Nous avons déjà signalé la marche ascendante de cette atrophie, la tendance centripète qui la ca-
ractérise, nous n'avons donc pas à y revenir.

A mesure que l'atrophie s'accuse, on voit dans certains
cas, et même probablement dans tous, survenir une
diminution de la contractilité faradique, qui peut finir
par être complètement abolie. Probablement aussi, les
troubles de nutrition qui s'opèrent dans les muscles
amènent la cessation des contractures, et il reste seulement de la rétraction. Cette rétraction s'établirait d'autant
mieux que les muscles antagonistes ont subi une diminution, ou quelquefois une perte de leur contractilité faradique. Quoiqu'il en soit, il serait intéressant de savoir
pendant combien de temps, dans ces atrophies, les muscles sont privés de la contractilité faradique.

Darde.   3

Duchenne lui assignait une durée de 6 à 9 mois dans les cas de paralysies, suites de luxations de l'épaule, et cela avait une grande importance pour lui, puisque c'était seulement à partir de ce moment que l'électrisation faradique amenait d'heureux résultats. L'observation I démontre que cet espace de temps serait trop court, puisque la maladie date déjà d'un an, et que la contractilité faradique n'est pas encore revenue. Cela ne nous étonne point; nous pensons volontiers que si la contractilité faradique est susceptible de revenir, ce n'est qu'après un temps beaucoup plus long que celui donné par Duchenne, ce qui tient sans aucun doute à une altération différente et plus durable des nerfs, dont la conséquence serait une altération plus durable elle-même dans les muscles atteints.

Pour ce qui est des troubles de la sensibilité, nous ne pourrions dire quand ils apparaissent; mais il est certain que, dans l'observation I, ils ont duré tout le temps qu'a duré la perte de la contractilité électrique, et lorsque celle-ci a disparu, on a vu la sensibilité revenir partiellement.

Le pronostic de ces atrophies, abandonnées à elles-mêmes, nous paraît assez grave. En effet, par suite des contractures et des rétractions consécutives, l'articulation qui a provoqué ces atrophies se trouve immobilisée, il se produit d'abord de la roideur articulaire; plus tard il peut y avoir une véritable ankylose, et en outre comme conséquence de la marche ascendante de cette affection, le membre tout entier pourra être réduit à une impotence durable.

Le pronostic change beaucoup, au contraire, quand le malade est soumis à un traitement convenable. Dans le

chapitre consacré au traitement, on verra que la guérison peut s'obtenir à la longue à l'aide des courants induits; mais, dans quelques cas, il faudrait encore des
années pour arriver à un résultat convenable. Les courants continus de faible intensité auraient l'avantage de
rendre le pronostic beaucoup plus favorable, car la guérison s'obtiendra toujours en un ou deux mois.

PATHOGÉNIE.

Les quatre observations que nous avons placées au début de ce travail, toutes dissemblables qu'elles puissent
paraître par l'absence dans les unes de symptômes impor-
tants qui existent dans les autres, nous semblent devoir être
rapprochées par le caractère fondamental de ces complications d'affections articulaires, l'atrophie. A quoi doit-
on rapporter cette atrophie ? Si elle existait seule, comme
celle que l'on rencontre après certaines affections articulaires, on pourrait se demander si elle est la conséquence
de l'inertie des membres, mais dans les observations que
nous avons rapportées, cette opinion n'est pas soute-
nable, d'abord à cause de l'altération souvent avancée
des muscles, et quelquefois même de la peau et des os
(obs. 1, 2), à cause de la rapidité d'évolution qui se mon-
tre dans certains cas, et enfin à cause des troubles nerveux qui accompagnent l'atrophie. Il faut donc admettre
que le système nerveux a la plus grande part dans sa
production.

Si l'existence de l'influence nerveuse n'est pas discu-
table, il n'est pas de même de la manière dont agit le

système nerveux, et tout ce que nous pouvons dire sur ce point est hypothétique.

L'anatomie pathologique seule pourrait nous renseigner, mais on comprend aisément que l'occasion se fera peut-être attendre longtemps, aussi nous émettrons les opinions qui nous paraissent le plus soutenables pour expliquer ces atrophies.

Trois hypothèses peuvent être émises :

I. Il y aurait altération des extrémités nerveuses périphériques ;

II. Il y aurait altération des centres trophiques, consécutive à une irritation périphérique des nerfs ;

III. Il n'y aurait pas altération des nerfs, et on serait forcé d'admettre qu'il s'agit d'actes réflexes.

1° L'altération des extrémités périphériques des nerfs est la première idée qui s'est présentée à notre esprit, pour expliquer une atrophie limitée à un membre.

En effet, il nous semble facile de comprendre que les maladies des articulations, qui se traduisent par une inflammation plus ou moins vive, pourront amener dans les riches plexus nerveux articulaires une sorte de travail irritatif dont la conséquence sera une hyperplasie du névrilème ou du périnèvre. S'il y a névrite chronique à marche très-lente, ou périnévrite, l'altération ne sera pas stationnaire, car, ainsi que l'a fait remarquer Weir Mitchell, un des principaux caractères de la névrite chronique, c'est sa tendance à se propager de la périphérie vers les centres. Les anastomoses nombreuses que s'envoient les nerfs au niveau des articulations expliquent comment plusieurs troncs nerveux pourraient être atteints par la sclérose, et pourquoi l'atrophie serait pour ainsi dire générale et à marche ascendante. Cette atrophie serait le résultat de la perte de l'influence trophique des centres puisque les conducteurs de cette influence trophique ne pourraient plus la transmettre, et surtout elle résulterait du processus irritatif qui a envahi les nerfs. L'atrophie portant sur toutes les parties du membre, les contractures, la cirrhose musculaire, la perte de la contractilité faradique, l'anesthésie, et la sécheresse de la peau que l'on rencontre dans l'observation I, la marche lente, ascendante et progressive de l'atrophie pourraient ainsi très-bien s'expliquer par une névrite chronique ascendante qui aurait son point de départ dans l'articulation. De même, dans l'observation II, où la contracture et l'atrophie ont paru se manifester alors que la tumeur blanche existait déjà depuis longtemps, la névrite chronique ascendante pourrait être l'origine des accidents.

2° La seconde hypothèse est également très-soutenable. Tout le monde sait que les grandes cellules des cornes antérieures de la moelle sont les centres trophiques des muscles; aussi, quand sont atteintes, on voit survenir des atrophies, des paralysies avec atrophie (atrophie musculaire progressive, paralysie infantile); et même on aura des contractures quand les cordons latéraux seront atteints (sclérose latérale amyotrophique). L'influence trophique de la moelle est donc bien démontrée, et on comprend de suite que si elle diminue, elle pourra amener les atrophies que nous avons rapportées. Mais il faudrait toujours, dans cette hypothèse, admettre que le point de départ est périphérique, que les nerfs articulaires produisent, par une irritation prolongée, une altération des

éléments de la moelle, qu'on retrouverait au microscope.
Cette hypothèse nous a paru peu vraisemblable, car alors
il faudrait une irritation longtemps prolongée qui n'est
pas en rapport avec la nature généralement bénigne de
l'affection articulaire ; et, en outre, le traitement local
n'amènerait pas des résultats si favorables, s'il y avait une
lésion de la moelle.

3° La théorie des actes réflexes nous semble mériter
une plus grande attention. Ce n'est pas que ces phénomènes ne soient entourés d'une profonde obscurité, mais
ils ont été invoqués souvent par des hommes éminents
pour expliquer les atrophies, les paralysies et les contractures ; dans ces cas, l'irritation des nerfs périphériques produirait une diminution d'activité fonctionnelle
des centres nerveux, sans qu'on en puisse constater aucune altération, et il en résulterait les troubles divers ci-
tés plus haut. Dans les atrophies consécutives aux lésions articulaires, il en bien probable qu'il faut invoquer
les actes réflexes, surtout quand il s'agit d'expliquer des
paralysies et des atrophies se développant avec une
grande rapidité comme dans l'observation III.

On voit donc que des trois hypothèses que l'on peut invoquer, il en est deux qui semblent très-soutenables ; et
nous ne serions pas éloignés de croire qu'elles sont vraies
toutes deux. Quand l'atrophie se produit lentement, ce
qui a lieu dans les cas où il y a eu contracture, nous
croirions volontiers qu'il s'agit d'une névrite chronique
à marche ascendante, tandis que dans les atrophies ra-
pides, accompagnées de paralysie, la sclérose du nerf
serait trop lente pour produire ces accidents, et ne trou-
vant pas d'autre façon de les expliquer, nous admettons
qu'ils sont dus à une action réflexe.

Mais nous le répétons, l'anatomie pathologique est seule capable de trancher ces difficultés, et peut-être pourrait-on rechercher cette altération du système nerveux dans les cas d'atrophie et de contractures qui se rencontrent dans le rhumatisme chronique et qui ont probablement la plus grande analogie avec les complications atrophiques des entorses et des tumeurs blanches.

TRAITEMENT.

Quand on se trouve en présence d'une atrophie assez considérable d'un membre, qu'elle soit accompagnée de contracture ou de paralysie, la première pensée qui vient à l'esprit, la règle qui dirige tous les médecins aujourd'hui, c'est d'employer l'électricité. Duchenne, de Boulogne, a eu le mérite d'être le plus remarquable vulgarisateur de cette méthode de traitement. Mais il y a deux manières d'appliquer l'électricité : on peut se servir des courants interrompus ou des courants continus. Les courants interrompus, grâce à l'autorité de Duchenne, ont pris une importance considérable, et ont fait oublier presque complètement les courants continus. Sans vouloir nier l'utilité de la faradisation, qui rend encore tous les jours de si grands services, nous espérons montrer que dans les atrophies que nous avons décrites les courants continus ont beaucoup plus d'avantages que les courants induits ; et même dans certains cas, il semble que les courants continus seuls peuvent guérir, alors qu'on a essayé inutilement les autres courants.

Notre intention n'est pas de faire un parallèle des courants induits et des courants continus ; cependant, pour ne pas être trop incomplet, nous devons rechercher les

raisons qui peuvent faire penser que c'est dans tels cas
que l'on devra employer telle sorte de courants. — Ainsi
que le fait remarquer avec raison M. Le Fort, on ne
peut guère demander aux courants tels qu'ils sont produits dans les appareils usités dans la pratique médicale
que de provoquer des contractions musculaires; et il est
certain que les secousses très-rapprochées qu'ils donnent
déterminent une suractivité musculaire parfois très-utile
Au contraire, si on envisage les courants induits au point
de vue des effets chimiques qu'ils peuvent produire, on
on est bien forcé d'admettre que ces effets se réduisent à
peu de chose et sont beaucoup trop courts pour être
efficaces. Aussi, que peut-on exiger des courants induits
lorsque les muscles ont perdu leur contractilité électrique ? Dans ces cas, ils n'ont absolument aucune action,
et, avec sa sagacité habituelle, Duchenne l'avait parfaitement remarqué ; aussi avait-il dit que quand la contractilité électrique est gravement altérée, l'action théra-
peutique de la faradisation localisée est très-lente, et
il l'attribue à ce que la faradisation ne peut donner la
vie à des muscles privés de l'influx nerveux. Plus loin,
il est encore plus affirmatif, et il nous apprend que si l'on
faradise les muscles qui se paralysent et s'atrophient,
même en s'y prenant dès le début des accidents, on
n'obtient aucun résultat. Ce n'est qu'à une époque plus
éloignée (de six à neuf mois), que la nutrition a com-
mencé à reparaître dans ces muscles profondément lésés
dans leur innervation, et ce serait alors que la faradisation localisée aurait toute sa puissance.

Relativement au retour de la contractililité électrique,
ce qui est vrai pour les observations qu'a rapportées Duchenne, de paralysies et atrophies du bras survenant à la
suite de luxations de l'épaule, ne saurait se rapporter à

tous les cas dans lesquels il y a atrophie et paralysie;
ainsi, dans l'observation de M. Le Fort, ce fait seul que
la paralysie et l'atrophie gagnent des muscles placés plus
haut que l'articulation atteinte, dénote une altération
nerveuse différente ; la marche ascendante de l'affection
nous semble suffisante pour admettre que la nutrition
des tissus sera beaucoup plus gravement compromise, et
dans ce cas, les limites de temps qu'assigne Duchenne à
la réparation de l'influence nerveuse, si elle revient,
nous paraissent beaucoup trop courtes. On peut en juger
par analogie, d'après le temps qui a été nécessaire à la
guérison du malade de l'observation II, quoique nous
n'attachions pas une grande valeur à une observation si
incomplète.

Du reste, si on se reporte à l'observation I, on s'aperce-
vra que l'assertion de Duchenne n'est pas applicable à
ces sortes d'atrophies. En effet, depuis plus dix mois, les
troubles nerveux allaient croissant, l'atrophie avait toujours sa marche ascendante, et il fallut bien être con-
vaincu que le travail de réparation ne se faisait pas, malgré des applications persévérantes de courants induits.

Dans ces atrophies, il y a un fait qui a échappé à Duchenne, que des recherches modernes ont mis en lumière
et qui nous semble avoir une grande importance pour
montrer au médecin la voie à suivre dans le traitement.
Ainsi que nous l'avons déjà noté, même quand la contractilité faradique est abolie, on peut voir subsister l'ex-
citabilité par le courant galvanique. Ce fait devrait déjà
engager à recourir aux courants continus pour traiter les
atrophies qui s'accompagnent de diminution ou de perte
de la contractilité faradique.

En outre, il est bien certain qu'avec ces courants continus il est possible d'espérer plus sûrement la régénération du membre, parce qu'on obtient alors des effets chimiques durables qui manquent avec les courants d'induction. Ceux-ci agiront très-bien sur les muscles atrophiés, mais sans altération dans leur structure; les contractions tétaniques qu'ils développent feront l'effet de la gymnastique sur les muscles, et ramèneront le muscle à l'état normal. Mais qu'il y ait dégénérescence graisseuse ou fibreuse, altération des éléments anatomiques, il faudra que les éléments anatomiques soient régénérés, et alors deux facteurs pourraient y concourir par les courants continus : d'une part, la tension électrique, et d'autre part, l'action chimique.

Il serait très-utile, pensons-nous, de savoir auquel de ces deux facteurs on doit avoir recours. Devra-t-on se servir de courants à forte tension et à action chimique faible, dans le but de ramener l'énergie des muscles par l'exercice que produit le courant galvanique ; ou, au contraire, se servira-t-on des courants à action chimique intense et à tension faible, dans le but de provoquer un travail de régénération, qui parait être davantage sous la dépendance de l'action chimique ?

Dans certains cas donnés, cette question doit avoir une certaine importance, par exemple quand on se sert de courants très-intenses. Mais dans les cas que nous envisageons ici, elle perd beaucoup de sa valeur, car la tension et l'action chimique sont pour ainsi dire nulles ; nous ne voulons parler, en effet, que des courants continus tels que les a employés pour la première fois M. Le Fort, et qui lui ont donné de si beaux résultats.

Quel que soit le mode d'action des courants continus faibles et continués pendant longtemps, les faits sont là

pour montrer leur heureuse influence dans ces atrophies
Les deux observations de M. Le Fort sont très-concluan-
tes, et notre première observation l'est encore plus, s'il
est possible. Les lésions, en effet, étaient bien plus avan-
cées ; il y avait une cirrhose indubitable des muscles antérieurs de la jambe, une disparition presque complète
des parties molles de la plante du pied, de façon que la
peau touchait les os ; en outre, il y avait des troubles de
la sensibilité qui indiquaient que l'altération nerveuse
était profonde, et malgré tout cela, les courants continus
faibles, appliqués pendant le jour seulement, ont fait disparaître la plus grande partie de ces lésions en moins d'un
mois ; le membre atrophié avait gagné 1 cent. sur 4 qui
lui manquaient pour avoir le volume du membre opposé. Ces résultats sont d'autant plus remarquables que
le malade avait été traité vainement pendant près de dix
mois par des douches, le massage et les courants induits
surtout qu'on avait appliqués presque sans interruption.
Nous ne pensons pas que l'on puisse trouver de plus
beaux exemples d'insuccès des courants induits, alors
que les courants continus faibles ramènent, en un temps
très-court la contractilité faradique, la régénération des
muscles, la disparition des contractures, et un retour
partiel de la sensibilité.

Il serait hasardeux, ce nous semble, de conclure de ces
faits que les courants faradiques ne pourraient à la longue amener ce résultat, et l'observation II pourrait servir
à le prouver. Mais nous ajouterons que cette observation
n'a pas de valeur, parce que l'on n'a jamais cherché s'il
y avait diminution ou perte de la contractilité faradique ;
il s'agissait peut-être d'une atrophie beaucoup plus simple, qui, on le sait, est toujours avantageusement modifiée

par la faradisation. Quoiqu'il en soit, il est bien probable que les courants continus faibles auraient amené
une guérison bien plus rapide.

En résumé, dans les atrophies des membres qui peuvent compliquer certaines affections articulaires, telles
que l'entorse et les tumeurs blanches, les courants continus auront pour résultat d'amener une guérison rapide, alors même qu'il y aura perte de la contractilité
faradique, tandis que la faradisation ne donnera aucun
résultat, si ce n'est peut-être après un temps très-long.
La perte de la contractilité faradique, qui permet d'af-
firmer l'inutilité des courants induits, indique, au contraire, l'emploi des courants continus de faible intensité.
C'est pour cela que nous pensons que ce mode de traitement réussira aussi dans d'autres cas qui ne rentrent pas
dans notre sujet, par exemple dans les paralysies atrophiques consécutives aux luxations de l'épaule, dans la
période où Duchenne restait inactif, à cause de la perte
de contractilité faradique.

Dès que la contractilité électrique est revenue, on peut
se demander s'il ne serait pas avantageux de remplacer
les courants continus par les courants interrompus.
A priori, cela semble très-logique, et c'est même la pratique de M. le professeur Gaujot. On doit certainement
arriver à guérir le malade. Mais nous pensons qu'il ne
faut pas trop se presser de soustraire le membre aux
courants continus. Le malade de l'observation I nous
paraît venir à l'appui de cette restriction, car nous n'a-
vons pas constaté d'amélioration à partir du moment où
l'on a appliqué les courants induits. L'idée suivante que
M. Gaujot se proposait d'appliquer au malade, s'il n'é-
tait parti aux eaux de Bourbon-l'Archambaut, nous pa-

raît meilleure : c'était d'ajouter aux courants continus une séance de faradisation chaque matin.

Il nous reste maintenant à examiner de quelle manière on peut appliquer les courants continus et à l'aide de quels appareils.

Ces courants doivent être très-faibles et appliqués d'une façon permanente. M. Le Fort les applique jour et nuit et, par conséquent, ils sont véritablement permanents (1). M. Gaujot ne les applique que le jour, grâce à un appareil dont nous allons parler bientôt. Une chose qu'il est très-désirable de réaliser, c'est de ne pas immobiliser dans un lit un homme qui n'est véritablement pas malade. Ainsi, à part la contracture qui peut exister au début et disparaîtra rapidement, le malade aura toujours assez de force pour se lever et marcher, et ainsi à l'action des courants continus se joindra l'action bienfaisante de l'exercice. En 1872, M. Le Fort n'avait pas trouvé un appareil portatif, et ce qu'il avait imaginé de mieux, c'était de faire appliquer à demeure sur les parois de la salle des fils conducteurs qui facilitaient l'emploi de l'électricité sans déplacement de la pile. Mais l'inconvénient subsistait toujours et les courants ne pouvaient être appliqués que sur un membre à peu près immobile, ce qui exigeait le repos au lit.

Nous ne savons si M. Le Fort a trouvé le moyen d'employer des appareils transportables depuis 1872, mais nous allons en décrire un qui fonctionne au Val-de-Grâce depuis cette époque, et qui a été fabriqué par

(1) M. Le Fort a maintenant adopté la pratique suivante, exempte des inconvénients que nous indiquons : application des courants continus faibles pendant la nuit, et séance de faradisation tous les deux jours.

Gaiffe sur les indications et la .demande de **M.** Gaujot.

Les couples, au nombre de trois, sont contenus dans une boîte d'environ 18 centimètres de haut, 15 de large et 5 d'épaisseur. Cette boîte, portée en bandoullière, n'a pas une dimension qui la rende bien gênante pour le porteur et lui permet des mouvements très-variés.

Chaque couple se compose d'un prisme de charbon dans les pores duquel on fait pénétrer par précipitation de l'oxyde de fer : c'est le pôle positif; le pôle négatif est représenté par une tige de zinc qui plonge au milieu d'une solution très-concentrée de chlorure de sodium, additionnée de soude caustique. Le tout est contenu dans un flacon qui ne présente qu'une petite ouverture à sa partie supérieure. Cette ouverture, nécessaire pour fournir à la pile l'oxygène dont elle a besoin, ne présente aucun inconvénient, car il faudrait placer ce flacon à peu près horizontalement pour que le liquide s'écoulât au dehors.

Nous ne dirons rien des fils conducteurs, ni des plaques, qui sont les mêmes que dans tous les autres appareils, et dont l'application est des plus simples.

Ces piles, à cause de leur résistance intérieure, peuvent produire des courants continus pendant très-longtemps et ont une action chimique très-faible. On pourrait, suivant les indications, augmenter l'action chimique en diminuant la résistance intérieure.

Cet appareil a l'avantage d'avoir un prix peu élevé ; cette chose a son importance au point de vue pratique, et nous devions la mentionner.

Tel est le principal traitement que nous croyons le plus utile à ces atrophies. Mais pour avoir un bon résultat, surtout si l'affection est de date ancienne, il fau-

dra ajouter les douches sur le membre atteint, le massage et les exercices d'assouplissement pratiqués sur l'articulation.

RÉSUMÉ.

A la suite de quelques affections articulaires (entorses,
tumeurs blanches), on peut voir survenir comme complications des atrophies dont la gravité n'est pas en rapport avec la nature quelquefois bénigne de l'affection.
Ces atrophies, à marche ascendante, se font remarquer
principalement par une diminution de volume du membre plus ou moins rapide, avec altération des éléments
anatomiques, et peuvent s'accompagner ou être précé-
dées d'autres troubles, tels que contractures, paralysies,
diminution ou perte de la contractilité faradique, altération de la sensibité. Ces divers troubles n'existent pas en
général tous ensemble dans les différentes observations;
mais il suffit que l'atrophie, qui se rencontre toujours,
s'accompagne de quelques-uns de ces troubles , pour
qu'on n'admette pas qu'elle est simple; il faut donc la
rattacher à une influence nerveuse, quelle qu'elle soit, et
sur laquelle l'anatomie pathologique pourra seule nous
donner des renseignements indiscutables. A cause de
l'origine nerveuse de ces atrophies, à cause de leur marche ascendante, le pronostic nous semble très-grave, et

il est probable que ces atrophies finiraient par amener des infirmités durables.

Heureusement un traitement bien appliqué les préviendra : on emploiera l'électricité; mais si l'on veut guérir ces atrophies sûrement et rapidement, il faut avoir recours aux courants continus très-faibles et permanents. Nous recommandons l'emploi de l'appareil portatif de M. Gaujot, dont nous avons pu apprécier tous les avantages.

P. PARENT, imprimeur de la Faculté de Médecine, rue Mr-le-Prince, 31.

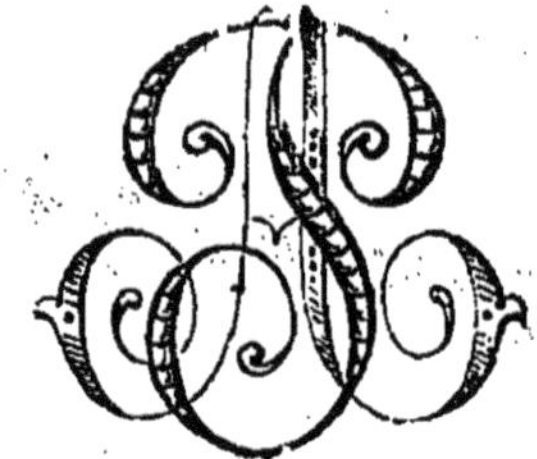

9 782019 239572